L'ART
DE
SE TRAITER SOI-MÊME

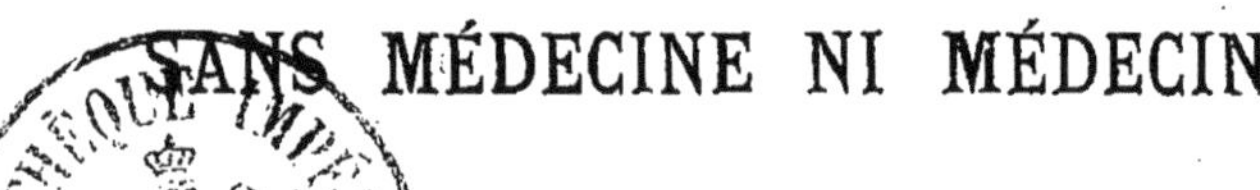

SANS MÉDECINE NI MÉDECIN

PAR

GARNIER-COMPAIN

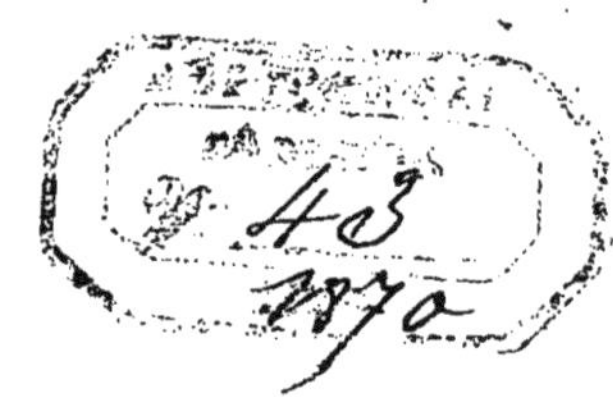

EN FRANCE
CHEZ TOUS LES BIENFAITEURS DE L'HUMANITÉ

1870

INTRODUCTION

J'ai l'honneur de présenter au public du département de la Côte-d'Or, une nouvelle brochure sur les eaux minérales du dit département, qui consistent en neuf sources d'eaux salées, trois sources d'eaux thermales et six sources d'eaux froides, reconnues en 1836 par Hugo, dans la géographie qu'il a faite de ce département, et dont le public jusqu'alors n'a pas pris une connaissance exacte de la propriété de ces eaux, soit pour soulager les maladies, soit pour les engrais de l'agriculture.

Je pense que M. Hugo en a fait l'analyse, qui est bien connue par certaines gens.

L'auteur de cette brochure étant âgé de 84 ans, et n'ayant pas reçu d'autres instructions que celle du village, encore très faiblement ; mais, ayant été malade longtemps d'une maladie de foie, traité longtemps de 1811 à 1843 et il sait à quel prix, ainsi qu'à Vichy en 1842 c'est alors qu'il a eu recours au petit puits d'eau salée de Santenay, limitrophe du département de Saône-et-Loire, canton de Nolay, et par les conseils de feu notre honorable docteur Molin, de cette maladie chronique, il se purge aux deux sèves tous les ans, et d'un verre bu soir et matin, jusqu'à évacuation, deux ou trois bouteilles lui suffisent, pour trois à quatre selles liquides et peut vaquer à ses affaires.

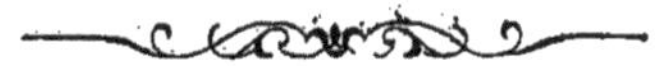

CHAPITRE PREMIER

Des Eaux de Santenay

La vertu des eaux de cette source est à l'infini, pour diverses maladies et même les rebuts de Vichy.

Prise chez soi et sans bains et vaquer à ses affaires; savoir : pour les maladies de foie, de trois à quatre litres par semaines pour les hommes robustes, et les femmes moitié selon la force et l'âge, et les enfants proportionnellement à leur âge.

Et pour les fiévreux, boire coup sur coup, de cette eau qui passe comme une lettre à la poste, d'en boire jusqu'à évacuation à ne pouvoir se tromper. D'avec cette eau deux ou trois bouteilles bues comme ci-dessus arrêtent les diarrhées et même les flux de sang, ainsi que les progrès d'autres maladies. Les coliques et même l'hydropisie désespérée et abandonnée. Là-dessus il faudrait voir consulter à Santenay le fermier de cette eau et ses devanciers.

Avec cette eau plus de mauvais accouchements ; aux premières souffrances ou malaises, un verre bu soir et matin, évacue la bile et les glaires, et l'accouchement devient heureux.

Il en est de même pour les pâles couleurs des jeunes personnes, suivant leur âge et leur force.

Au sujet des eaux de cette source, nous y reviendrons dans le courant de cette brochure, pour parachever les cures de certaines maladies, notamment pour le choléra en en 1849, à Beaune, ou j'ai eu trois attaques différentes, et nuitamment étant veuf et seul dans ma chambre, j'eus recours à cette eau ; à onze heures du soir, j'en ai bu trois litres coup sur coup pour chasser les helmintes qui obstruaient mon estomac et m'étouffaient, une fois débarrassé et aux intestins j'ai eu de bonnes nuits, calmes et le lendemain deux selles et après bien portant. Autre part, ici près, j'ai remarqué que les buveurs d'eau qui n'ont voulu aucun médicament, se sont sauvés ; et pour avoir bu du rhum à chaque repas un petit verre, ceci m'avait mis le feu dans le sang, il m'a fallu la diète et l'eau rougie pour me rétablir, j'avais suivi les ordres de mon médecin là-dessus seulement.

CHAPITRE II

Cures opérées par les Eaux de Santenay

Seulement ce que j'ai vu et su, après m'avoir informé et et autres, savoir : M. R....., jardinier de cette ville, atteint d'une fièvre violente et alité, a eu recours à cette eau, il en a bu quatre à cinq litres en 1842, et deux heures après rétabli dans son état normal, à reprendre ses pénibles travaux de suite ; plus deux manouvriers même année, étant étrangers et employés au chemin de fer, atteints également de la fièvre, ont bu de cette eau jusqu'à évacuation, rétablis dans deux heures, et de joie d'être guéris, ont bu à être gris, à se tenir par le bras pour se maintenir en équilibre et le lendemain rouler la brouette au chemin de fer.

Un jeune homme de Vignolles, M. N....., âgé alors de 16 ans, en 1841, atteint d'un fièvre scarlatine et flux de sang horrible, but quatre litres de cette eau ; la fièvre a cessé de suite, et le flux de sang s'est calmé.

L'auteur a eu une enflammation aux intestins en 1869 quelques jours avant le Congrès de Beaune, en rentrant chez lui mourant, il but deux verres de cette eau, il se trouva mieux, et deux verres en se couchant et idem en se levant, le lendemain, il a eu une bonne nuit et une forte selle, s'est mis à la diète et a changé de nourriture, et après deux ou trois jours il a été rétabli dans son état normal.

A Combertault, village des environs de Beaune, M. D....., il y a 36 ans, fut atteint d'une fièvre lente. 4 bouteilles de cette eau, l'ont rétabli de suite.

Mme L....., d'un sang remonté trois ou quatre bouteilles bues soir et matin, l'ont rétablie dans son état normal.

M. B....., par suite de maladie, a été plusieurs mois en traitement d'une longue convalescence, deux ou trois bouteilles d'eau de Santenay, l'ont rétabli complétement à reprendre ses travaux.

Il est presque inutile de donner tous les noms et les cures opérés par l'intermédiaire de cette eau, car le détail en serait trop long.

CHAPITRE III

Des Eaux de Premeaux

Cette source est située entre Premeaux et Prissey, Canton de Nuits, à l'est du chemin de fer, qui en supprime une partie. La source dite de la Courtavaux, située dans un marais est près de la rivière ; elle est tellement abondante, que, si elle avait deux mètres de pente, elle pourrait faire tourner un moulin continuellement. Elle est ferrugineuse et sulfureuse ; composée en partie de magnésie, elle est aussi purgative et chaude en tous temps à degrés de bains; sédative pour les plaies, savoir : les chutes, écrasures, foulures, coupures, talures, dartres, mauvais boutons, gale, écorchures, mal de gorge, furoncles, croup et toutes espèces de maladies de la peau, ainsi que les douleurs rhumatismales.

Pour toutes les maladies sus-nommées, l'on peut se guérir soi-même chez soi, sauf, les dartres, furoncles et gale oùil faut des bains de cette eau qui ne coûte rien.

Cette source appartient à M. de Loisy, qui a le bon esprit d'en laisser jouir le public *gratis*. Pour les autres plaies de la peau désignées ci-dessus, il faut des compresses réitérées, et boire un verre de cette eau soir et matin, soit en se couchant soit en se levant, un jour ou deux suffisent. Elle est bonne aussi contre les gastrites, par compresses aux premiers symptômes. Sur l'estomac ; et en boire un verre comme ci-dessus, suivant la force de l'individu.

Avec cette eau, plus de gangrène possible ; et nos hôpitaux pourraient se débarrasser d'une infinité de malades et de blessés, et chaque commune pourrait se procurer une bombonne de 25 à 30 litres de ces eaux, tant de Santenay que de Premeaux, pour le service de leurs malades et celui des accidents ; ce qui est facile, en s'adressant aux fermiers des eaux de Santenay à raison de 15 centimes le litre, en timbres poste, et à la gare de Corgoloin par l'entremise du garde champêtre de cette commune, pour remettre à la gare les eaux de Premeaux, demandées, moyennant une faible rétribution au garde champêtre de Corgoloin près Premeaux.

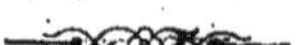

CHAPITRE IV

Cures opérées sur les Eaux de Premeaux

Une jeune personne atteinte du ver solitaire, elle s'est purgée plusieurs fois à grandes eaux de Santenay, elle a rendu ce ver en plusieurs fois, comme elle était domestique ici, elle me l'a affirmé et ses maîtres aussi.

Savoir : M. D....., par suite de diverses maladies et suppuration aux deux poignets : depuis longtemps en traitement, il a mis des compresses de cette eau sur ses plaies, et a bu un verre soir et matin, pendant deux jours, et ses plaies se sont cicatrisées de suite ; et après il s'est purgé d'un verre d'eau de Santenay, soir et matin, et a été radicalement guéri.

Et Mme C....., d'une blessure à la main et en récurant un vase en cuivre malpropre depuis longtemps; sa main et son bras étaient dans un état pitoyable, et elle ne faisait qu'un cri elle a eu recours, à une poissonnière en terre cuite vernie pleine d'eau tiède de Premeaux, elle a mis son bras dedans le bain ; ça l'a calmée et le bras de suite désenflé avec la douleur calmée à pouvoir reposer : au bout de deux ou trois jours guérie radicalement.

Et M. V....., d'une morsure de chat, qui a été en traitement comme ci-dessus, il a donc eu recours comme cette dame C....., à cette poissonnière et le bain d'eau de Premeaux, au bout de deux jours guéri, à reprendre ses travaux, il y est revenu de suite une talure à cette main, qui était bien plus dangereuse, accompagnée de douleurs inouies et de fièvre, sa main et son bras étaient dans un état effroyable, il a eu encore recours à un bain d'eau de Premeaux, et s'est endormi son bras dans le bain, et n'a plus eu de souffrance, son bras s'est désenflé, et deux jours après il a pris le train de plaisir pour Paris en 1867, et est revenu bien portant.

M. F..... B...., d'une plaie à la jambe, depuis trois mois en traitement; mit une compresse réitérée de cette eau, au bout de deux ou trois jours guéri, s'est purgé après.

Et le nommé G....., d'une blessure ou talure au gros orteil, noirâtre et enflé, son pied d'une grosseur démesurée, avec insomnie et souffrance, but un verre de cette eau de suite et compresse réitérée sur la talure au bout de quatre heures, l'oiseau a pris sa volée et s'est enfui guéri.

M. G....., d'une chute avec une bâche de farine sur le dos, avec son genou en sang, a mis une compresse de cette eau sur son genou et en but un verre soir et matin, au bout de deux ou trois jours a été guéri radicalement. La même personne a été guérie d'une jaunisse dans cinq jours en buvant un verre d'eau de Santenay, soir et matin.

M. A...., d'une talure au talon du pied, mit une compresse le soir, d'eau de Premeaux, le lendemain matin guéri, à pouvoir mettre son soulier sans douleur.

M. M....., même blessure et même traitement a été guéri de même, le lendemain ils ont couru comme deux lapins.

Maintenant toutes les foulures, par détours ou chutes chacun peut se remettre soi-même, d'avec une compresse d'eau de Premeaux, réitérée et se frictionne où est la douleur, doucement, pour ranger le sang qui s'arrête dans les petites veines, car les nerfs ne se cassent pas, et boire un verre de cette eau, un jour ou deux, soir et matin, ce qui peut suffire, sans se déranger de chez soi. Il en est de même de toutes autres blessures.

Ainsi que d'autres cures, dont le détail serait trop long.

Les malades alités et écorchés, on doit leur laver les plaies avec de l'eau de Premeaux, et ces plaies se cicatrisent de suite, comme les enfants et autres, qui sont échauffés et la peau entamée.

CHAPITRE V

Sur l'art de vivre longtemps, par notre savant docteur Noirot, de Dijon

J'ai lu et relu la brochure, sur l'*art de vivre longtemps*. Cette brochure n'a été faite que pour les grands, qui ont le moyen de se faire traiter longtemps, et dans leur convalescence de boire du madère et de monter à cheval, et il embouche la trompette des savants de l'antiquité, depuis nombre de siècles des saints et des anachorètes, dont l'un ne faisait qu'un seul repas par semaine, de pain de millet et l'autre est resté 48 ans dessus une pyramide et sa mère est morte de douleur à ses pieds ; je laisse au public le soin de juger. Mais je ne me reconnais pas cette capacité, mais bien la capacité de me plaindre pour notre beau et riche département, de nos 18 sources d'eaux minérales, dont M. le docteur Noirot les connaît mieux que moi, mais n'en parle pas] dans la susdite brochure, ni de la brochure in-4°, de Pierre Carré, médecin à Charolle, imprimée à Dijon, en 1636, où il appelait la fontaine de Santenay la nymphe, et cette brochure qui était assez répandue, on n'en trouve plus aucune trace.

Et quels services imminents, que ces 18 sources peuvent rendre au pays et l'on me dit que ces sources étaient des établissements romains. Ces romains étaient donc plus civilisateurs que nous actuellement, dans notre département.

Et les départements qui nous environnent n'ont-ils pas tiré parti de leurs eaux minérales et salines ; voyez à Salins, Plombières et Luxeuil ainsi que Saint-Christophe-en-Brionai (Saône-et-Loire) avec le département de l'Allier et autres.

Et pourquoi ne ferions-nous pas comme les autres et pourquoi nous déplacer, quand nous pouvons obtenir chez nous, à aussi bon marché, les eaux précitées et éviter tant de larmes et de souffrances ainsi que des dépenses.

Le soc et la pioche, la truelle et le marteau, la bisaiguë et le ciseau, et ceux de nos grandes villes du sixième et septième étage, peuvent-ils boire du madère et monter à cheval et être malade longtemps et en traitement, quand ils peuvent se guérir promptement avec si peu d'argent.

Le docteur Noirot exprime dans sa brochure des termes légers et peu propres, au sujet des selles ou évacuations. eh ! bien ces selles, c'est le thermomètre de la santé, toutes les 24 heures ces selles, doivent suivre les mouvements de la lune ou du soleil et par la couleur des urines, ne peut-on pas voir sa langue à la glace et se mettre au régime par les légumes et les racines et de l'eau rougie par un peu de vin.

Et les enfants dans leur dérangement intestinal n'est-il pas facile avec les eaux de Santenay d'arrêter leur diarrhée. Quelques cuillères à bouche de cette eau soit dans leurs aliments ou bien à jeun et en se couchant, et pour le croup leur mettre une compresse tiède à l'entour du cou, d'eau de Premeaux et de leur en faire boire soir et matin comme ci-dessus.

Cette eau vaudra bien celle d'Alais (Gard), d'ailleurs ce que Dieu a fait, vaudra bien l'artificiel du pilon et du tamis, et de certains sirops et dépuratifs hors de prix recommandés d'aucune pour presque toutes les maladies et pour en faire un grand profit.

Il serait à désirer qu'il y eut une loi, comme la loi Grammont qui protége les hommes, comme elle protége les animaux et que chacun soit responsable de ses actes.

Vu la lenteur de la France à l'accroissement de sa population, contre les autres nations et cette mortalité effrayante.

Il y a beaucoup de gens qui se traitent et qui pourraient rendre d'immenses services, notamment la presse renseignée par la police, qui devrait tout savoir.

Cette brochure n'est pas faite pour mon plaisir, mais bien pour arrêter bien des souffrances et calmer bien des larmes. Je ne suis pas allé au château, ni à la cure, pour connaître toutes ces cures, n'ayant rien appris je ne serais pas admis, je l'ai fait pour soulager les petits et les gros, qui ne sont pas plus sots que les autres, il y en a qui tiennent déjà un dépôt de ces eaux, chez eux, pour leur usage.

J'ai vu un fermier, il y a 40 ans, qui m'a dit que cette eau guérit la clavelée et le piétin des moutons, mais je ne me rappelle pas de son nom.

J'engage les cultivateurs et autres qui ont des animaux domestiques, qui se sont fait des détours, ou qui ont reçu des coups de pieds ou de corne, ou des piqûres, écorchures ou talures, ainsi que les blessures à essayer en petit ce traitement, cela peut réussir.

Pour quant à M. le docteur Noirot, il a fait de longs chapitres, sur la boisson et l'utilité des eaux, et j'ai lu quelque part que Rome a été 600 ans sans avoir de médecins, il paraît que pour leurs maladies les eaux du Tibre leur suffisaient.

D'ailleurs tous les savants ont écrit de tous temps, pour que l'on se rappelle d'eux longtemps, l'un d'eux a bien écrit que l'homme dérivait du singe, vu la conformité de son cerveau, et moi je dis que beaucoup de singes dérivent de l'homme.

Il est prouvé que l'homme le plus sain, porte la mort dans son sein, et qu'il porte sa médecine lui-même, en buvant un verre de son urine aux premières indispositions ; comme le médecin de Neutchatel, qui est mort à 84 ans, et n'a jamais pris d'autres médicaments, ainsi que M. S...., de cette ville, honorable père de famille âgé de 85 ou 86 ans, n'a jamais eu d'autres médecins ni médecine pour ses chutes, talures ou coupures et a toujours mis des compresses de son urine, et a toujours continué de travailler, et est toujours bien portant et a bon teint.

Je ne connais pas de meilleur dépuratif que quelques bouteilles d'eau de Santenaye bu un verre soir et matin, pour toute espèce de maladies mêmes chroniques.

IMP. BATAULT-MOROT

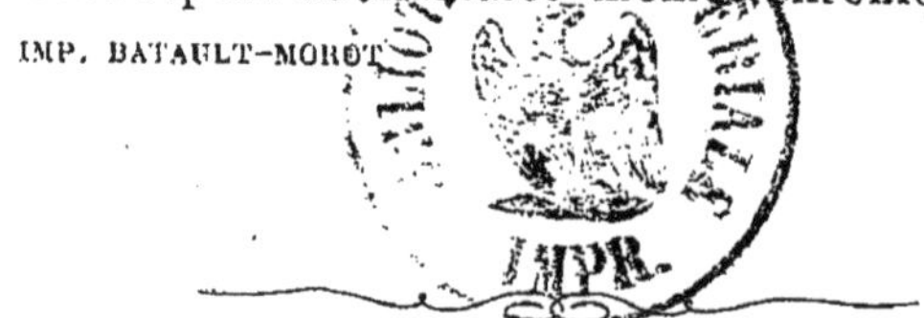

www.ingramcontent.com/pod-product-compliance
Ingram Content Group UK Ltd.
Pitfield, Milton Keynes, MK11 3LW, UK
UKHW020552230726
13925UKWH00006B/2558

9 782019 260323